AF495135

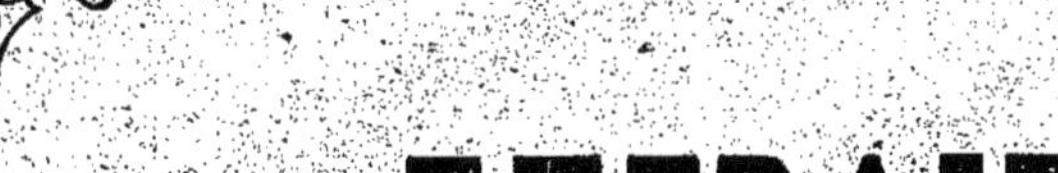

EXTRAIT

D'UN MÉMOIRE PRÉSENTÉ COMME THÈSE

DE

DOCTOR OF MEDICINE

LU PAR L'AUTEUR

A la Société des Sciences et Arts de Vitry-le-François, dans sa séance du mois d'octobre 1874, et admis par elle dans son bulletin de publications

Par J.-N. VAUTRIN

Doctor of Medicine

Membre de la Société des Sciences et Arts de Vitry-le-François
Lauréat de la Société d'agriculture, Sciences et Arts de la Marne
Médecin inspecteur de la Société protectrice de l'Enfance
Auteur de plusieurs ouvrages sur la Zoologie et de rapports sur l'hygiène publique, etc

VITRY-LE-FRANÇOIS

F.-V. BITSCH, IMPRIMEUR-ÉDITEUR

23, GRANDE RUE DE VAUX, 23

1875

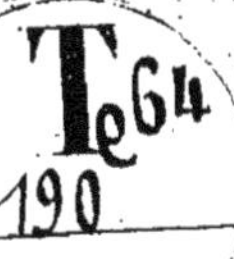

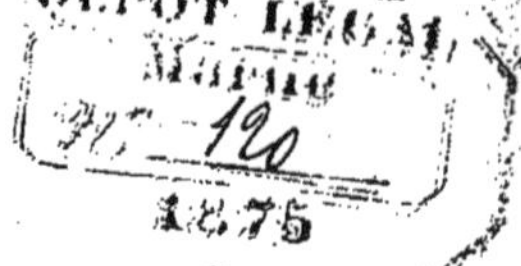

EXTRAIT

D'UN MÉMOIRE PRÉSENTÉ COMME THÈSE

DE

DOCTOR OF MEDICINE

LU PAR L'AUTEUR

A la Société des Sciences et Arts de Vitry-le-François, dans sa séance du mois d'octobre 1874, et admis par elle dans son bulletin de publications,

Par J.-N. VAUTRIN,

Doctor of Medicine,

Membre de la Société des Sciences et Arts de Vitry-le-François,
Lauréat de la Société d'agriculture, Sciences et Arts de la Marne,
Médecin inspecteur de la Société protectrice de l'Enfance,
Auteur de plusieurs ouvrages sur la Zoologie et de
rapports sur l'hygiène publique, etc.

Vitry-le-François, Typ. de F.-V. Bitsch.

AUX MANES DE MON FILS
Louis-Arnould VAUTRIN,
DÉCÉDÉ LE 12 JUIN 1872.

L'impitoyable mort, en tout cet Univers,
Peut donc, impunément, ses caprices pervers
Assouvir sans pudeur et se moquer des plaintes
Que poussent sans cesser ses victimes contraintes.
A peine de la vie espère-t-on jouir
Que la cruelle dit : Va ! et il faut mourir.
Si l'âge caduc seul pouvait faire sa proie,
Contempteurs effarés de sa terrible joie,
Avant l'heure voulue nous irions précéder,
Tous, ceux que nous aimons à nous voir succéder.
Sans toi, doux nom, mon fils, amour, espoir, ma vie,
Ne peut se prolonger et doit m'être ravie.
Comment ! ne plus te voir, te conter mes projets
Conçus par la tendresse en mon cœur protégés !
Cent fois mieux vaut finir ; à quoi sert l'existence
Quand de ceux que l'on aime on perd la jouissance?
C'est en vain que, la nuit, dans un songe menteur,
Je te vois, je t'entends : ce langage est trompeur.
De ton deuil, mon enfant, j'ai vu la marche austère
Emportant mon trésor au triste cimetière.
Mon réveil est horrible! Il me dit tous les jours :
Tes rêves de bonheur sont exclus pour toujours.
Si jeune, fallait-il nous montrer tant de grâces,
De vertus, de talents, de si heureuses traces
Qui de toi faisaient dire : en ce monde vraiment
De son père et sa mère il sera l'ornement.
Ah ! ta mort, cher enfant, a changé tout en larmes,

Ennuis, dégoûts, chagrins, tristesse, plus de charmes ;
Jamais un seul beau jour ne peut être rendu.
En te perdant, cher fils, nous avons tout perdu.
Adieu, doux entretiens, épanchements sincères
D'un cœur tendre aspirant à des joies éphémères !
Adieu succès prévus, adieu brillant espoir !
Vous êtes devenus un affreux désespoir.
O vous, plaisirs parfaits, au retour de l'automne,
Vous ne le verrez plus ; entendez, l'heure sonne.
Ton avenir, hélas ! que nous rêvions si beau,
Devait donc, à seize ans, n'aboutir qu'au tombeau !
Du royaume de Dieu, le Créateur du monde,
Trop jeune citoyen, ta prière est féconde ;
Tu me l'as dit, crois-le, chéri, je m'en souviens !
« Sur ma tombe pleurer souvent, ah ! papa viens.
» De perdre son ami, c'est le commun usage
» Qu'ici-bas tout mortel accepte, s'il est sage ;
» Mais il est dans les yeux, navrés de ne plus voir,
» Une source constante et d'amour et d'avoir :
» C'est elle qui console et la mère éperdue,
» Le père malheureux et la sœur confondue.
» Droit au cœur elle envoie son tout-puissant secours
» Et très-souvent des cieux elle obtient le concours.
La nuit comme le jour je n'entends que silence ;
J'irai pourtant ! j'irai ! je garde l'espérance.
Les pleurs dans Sarepta n'ont-ils un fils remis ?
Les miens diront du moins au Ciel, il t'est promis ;
C'est donc dans le tombeau qu'est ma seule ressource
De retrouver, enfin, de mes joies la vraie source.
Fais que, bientôt, enfant, — je t'en prie à genou,
J'aille rejoindre, voir, embrasser mon Arnould.

J. N. VAUTRIN.

DE L'HYDROPHOBIE RABIQUE

chez l'homme.

Moyens d'en prévenir le développement.

La rage ou hydrophobie rabique est une maladie jusqu'alors classée par les auteurs au nombre des névroses.

Son étiologie ne serait-elle pas rationnellement mieux définie en la plaçant au nombre des maladies virulentes, puisque son développement chez l'homme est le résultat de l'inoculation d'un virus introduit dans l'économie, le plus ordinairement par la morsure d'un animal enragé?

Sans doute, certains auteurs ont donné à un groupe de symptômes ayant une grande analogie avec ceux que développe la rage communiquée, le nom d'hydrophobie spontanée. Mais la maladie, cette fois nerveuse, on peut l'admettre, est singulièrement différente de celle produite par le virus lyssique, d'abord en ce que celle-ci est toujours mortelle, tandis que l'autre, dans la plupart des cas, guérit spontanément, à moins de complications le plus souvent appréciables, et sans laisser la moindre trace.

Le mot hydrophobie lui-même ne devrait pas mieux convenir à cette maladie puisqu'il n'exprime qu'un symptôme qu'on ne rencontre pas absolument chez tous les malades atteints et qui existe, rarement il est vrai, dans d'autres affections.

Le terme de rage ne serait pas plus technique car, comme tous les observateurs modernes l'ont reconnu, l'homme et l'animal domestique qui le plus souvent lui communique le mal, montrent, dès le début, une exaltation de sensibilité affectueuse, qui se traduit par des actes de la plus excessive tendresse.

C'est donc à une maladie dont nous avouons ne pas connaître la véritable dénomination, laissant à d'autres le soin de la déterminer, que nous allons essayer de rapporter nos modestes idées, idées que nous appuierons d'observations particulières tout en conservant l'acception des termes usités.

Etiologie.

Cœlius Aurelianus, pour savoir si de son temps la rage était une maladie nouvelle, a fait rechercher à la plupart des auteurs si cette maladie avait effectivement existé de toute antiquité. Voici pour résoudre ce problème ce que dit Rochoux (Dictionnaire de Méd. en 30 vol, tome XXVII) :

« Sans recourir à la fable d'Actéon déchiré par ses

chiens après avoir été métamorphosé en cerf, dans laquelle Sprengel a cru trouver un exemple de rage, on voit dans Homère l'épithète de chien enragé donnée à Hector par Teucer. La rage des chiens était donc connue avant l'époque du siége de Troie, et les effets de leurs morsures ne devaient pas être moins fâcheux qu'aujourd'hui : reste à savoir s'ils étaient moins bien appréciés.

Polybe parle de la mort prompte des enragés, et Menandre, dans une comédie, fait allusion à leur horreur pour les boissons.

Il n'est pas bien démontré que la sentence par laquelle, suivant Cœlius Aurelianus, Hippocrate aurait désigné la rage, se rapporte effectivement à cette maladie.

D'un autre côté, Aristote affirme que les hommes mordus par des chiens enragés n'en contractent pas la maladie. Mais ce philosophe, dit encore M. Rochoux, s'est tant de fois élevé contre des vérités reconnues de son temps et souvent avant lui, que je suis conduit, malgré son assertion, ou plutôt à cause de son assertion contraire, à croire que les anciens Grecs connaissaient très-bien les dangers de la morsure des chiens et conséquemment la cause du développement de la rage chez l'homme. Bien plus, on trouve rapporté dans Lucien, comme un fait généralement admis, que les hommes atteints de la rage communiquent leur mal à ceux qu'ils mordent. Cette étiologie est la seule reconnue par Celse qui supposait que quand on ne peut employer la cautérisation, de simples lotions et des topiques appliqués sur les plaies suffisent pour prévenir le développement du mal ; erreur pernicieuse et qui pourrait avoir les plus graves conséquences ; au reste elle semble bien légère quand on entend Arétée dire que l'haleine d'un chien enragé contagie celui qui la respire. Nul doute que cette opinion exagérée n'ait beaucoup contribué à faire adopter l'horrible coutume d'étouffer les enragés entre deux matelas. On dit que cette coutume barbare s'est retrouvée, il n'y a pas longtemps encore, toute vivante en France. Espérons pour l'honneur de l'humanité qu'elle est et sera à jamais éteinte.

Symptômes.

Ils diffèrent nécessairement suivant les cas, les âges, les tempéraments, les complications et aussi les sexes.

On voit déjà que, dès les temps les plus reculés, chaque observateur formait son opinion d'après ce qu'il avait vu de cette horrible maladie et qu'il en diminuait ou exagérait les dangers suivant que la morsure développait plus ou moins promptement la rage ou que ses effets restaient nuls. C'est ordinairement au bout de quarante jours que les premiers symptômes apparaissent.

Le *Courrier de la Drôme*, 11 avril 1852, rapporte le fait suivant :

M. Vanel, jeune médecin de 33 ans, domicilié à Livron (Drôme), avait été mordu il y a quarante jours, au pouce de la main gauche, par un petit chien qu'il élevait; la mère de ce petit chien était morte enragée. M. Vanel essuya sa plaie et n'y pensa plus pendant trois jours; ce même petit chien mordit ensuite plusieurs personnes du voisinage qui le caressaient et mourut après. C'est alors que M. Vanel rouvrit sa plaie qui commençait à se cicatriser, la cautérisa fortement au nitrate d'argent et consentit à prendre un breuvage populaire, ainsi que les personnes mordues comme lui; heureusement aucun événement ne survint ailleurs. On est porté à croire que la force morale, quoique grande chez M. Vanel, n'avait pu prendre assez d'empire sur lui pour le débarrasser de l'idée fixe et désolante qui le poursuivait sans cesse au sujet de sa blessure. Il comptait les jours, il présageait les symptômes, et son moral profondément affecté l'entraînait irrésistiblement vers la catastrophe qu'il redoutait : ce fut dans la nuit du 9 au 10 avril que les soubresauts, une agitation violente et des symptômes désespérants se manifestèrent. Un courageux et digne voisin passa la nuit près de lui et ne l'a plus quitté jusqu'à la dernière heure. Profondément religieux, M. Vanel a conservé jusqu'à la fin toute la plénitude de sa raison, toute la puissance de son âme. Mes membres ne sont tous, disait-il, qu'un cahos de douleurs ; la mort est là, mon âme est intacte, elle siége dans mon cerveau, je la sens, elle est au service de mes facultés comme aux meilleurs jours de ma vie, preuve irrécusable de son immortalité.

Puis il tendait la main à tous ceux qui l'entouraient en ajoutant : Ne me redoutez pas, je ne veux faire de mal à personne, je n'ai jamais été méchant, je ne vous mordrai pas. Les liquides qu'on voulait lui faire prendre le faisaient bondir et le rendaient menaçant ; le premier jour avant de se mettre au lit, il prit un bain pour calmer la fièvre et la douleur qu'il éprouvait d'abord dans le bras mordu puis à l'épaule et dans tous les membres. Enfin le jour de Pâques, troisième jour de la maladie, au matin, après avoir fait ses adieux à sa sœur, à sa mère et à sa malheureuse femme, il dit : j'ai froid aux pieds, mettez-moi des couvertures, récitez des prières, je vous recommande ma femme, ma mère. Sa tête se pencha, le docteur Vanel était mort.

Ce récit, sur lequel nous reviendrons plus loin, ne nous présente que quelques-uns des symptômes physiologiques : écoutons M. Féréol ; il vient de lire à l'Académie de médecine un long mémoire sur un cas de rage survenu deux ans et demi après la morsure d'un chien enragé ; il énumère tous les symptômes qui sont assignés à la rage communiquée : apirexie au début, tristesse, insomnie, douleurs dans le membre qui a été mordu, puis apparition de l'hydrophobie, spasme laryngo-pharingien à la vue d'objets brillants, à la seule idée de boire, à la simple agitation de l'air devant la figure, conservation de la mémoire, absence de délire partiel, terreur secrète, intime, se traduisant par de l'agitation et le besoin de changer de place et en même temps du désir de repos, de calme, de silence et d'obscurité. A l'aide du raisonnement et de la volonté il se laisse persuader, subissant ainsi l'influence de ceux qui l'entourent, le rassurent, l'encouragent et affectent une sécurité qu'eux-mêmes n'ont pas, le malade alors parvient à manger un peu, à boire même à l'aide de quelques artifices. Il se produit ainsi un relâchement des symptômes qui a été très-souvent observé au deuxième jour de la rage virulente; mais bientôt les spasmes se reproduisent, l'agitation augmente sans délire, sans fièvre, sans contractions. Dans ses accès, le malade semble obéir à une force aveugle qui le domine pour un instant; sitôt que le spasme est passé, il s'excuse, demande pardon, assure qu'il va se calmer, rentre en possession de lui-même; bientôt la sputation, complétement absente jusque-là, se montre, avec elle apparaissent les crises de fureur qui vont en augmentant de fréquence et d'intensité. Dans l'intervalle, le malade a conscience de sa fin prochaine, s'attendrit sur les siens, demande un prêtre, s'exalte dans des sentiments religieux, dans les sentiments de famille, mais sans délire. Il implore dans les termes les plus humbles et les plus touchants pour qu'on le débarrasse de ses liens. Enfin il tombe dans une sorte de coma-paralytique et meurt trois jours après le début des premiers accidents.

Tels sont les symptômes classiques observés par tous les auteurs; mais ils sont loin de se succéder toujours avec la même régularité. La plupart des malades commencent par avoir la parole brusque, leur conversation est animée, ils sont bavards, ont du délire et des hallucinations, quelques-uns blasphèment et cherchent à battre et à mordre; c'est le plus petit nombre, voilà pourquoi le mot rage est impropre comme n'exprimant pas la véritable physionomie de la maladie. Il en est de même de l'horreur des liquides qui ne se rencontre pas exclusivement, car la vue de l'eau est tolérée au point de prendre un bain, d'y rester même longtemps, et s'ils ne peuvent ingurgiter ce liquide qu'à l'aide d'artifice, ils boivent facilement du vin et du bouillon. En général, ils sont très-affectueux et ont la tendresse la plus expansive pour leurs proches et pour ceux qui leur donnent des soins. La surexcitation nerveuse s'accompagne chez la femme de nymphomanie et chez l'homme de satiriasis: témoin cetenragé dont parle Haller qui, dans l'espace de 24 heures, se livra 30 fois au coït.

Après quelques accès, la respiration s'embarrasse; de temps en temps on voit l'inspiration être subitement arrêtée, interrompue par la contraction spasmodique des muscles qui contribuent à cette fonction; le malade alors a les yeux égarés, sa figure est pale et exprime la terreur, la bave devient écumeuse et gluante, et à mesure qu'il approche du terme fatal, l'expuition devient incessante, le pouls est petit, il y a des hoquets, les yeux se cernent et s'excavent, les lèvres bleuissent ainsi que l'extrémité des doigts, et la vie s'éteint tout-à-coup sans agonie et par suspension de la respiration, ordinairement du troisième au quatrième jour qui succède au premier accès. Si le malade est épileptique, les premières atteintes le jettent dans le coma et la mort survient promptement; chez les enfants les accès sont extrêmement pénibles et leur appel au secours est navrant. La mort heureusement vient les délivrer en peu de jours de leurs affreuses tortures.

Diagnostic.

La rareté de l'horreur pour les liquides en dehors de la rage ferait que ce symptôme suffirait presque à lui seul pour caractériser cette maladie; mais la connaissance des commémoratifs est indispensable pour confirmer un diagnostic qui n'est déjà que trop certain, quand à l'hydrophobie se joint une respiration entrecoupée et que survient ce crachottement singulier, en dehors de convulsions hystériques, choreiques ou épileptiques, et qu'ils se développent quelque temps après la morsure d'un animal soupçonné d'être enragé.

On a dit que quelques cas d'hydrophobie pure et simple s'étaient déclarés quelques jours après la morsure, sans période d'invasion ; mais ces assertions sont loin d'être toujours vraies et on doit compter davantage sur les prodromes qui ne manquent presque jamais dans la véritable hydrophobie rabique.

Pronostique.

Rien n'est plus grave que le pronostique de cette affreuse maladie, et jusqu'à ce jour elle n'a pu être arrêtée dans sa marche; c'est en vain qu'on a préconisé certaine recette, certains moyens, elle a constamment conduit au tombeau les malades qui en ont été atteints, c'est donc à prévenir son développement qu'on doit s'attacher. Avant son apparition, aucun pronostique certain ne peut être porté, parce que rien ne peut faire prévoir si la morsure d'un animal enragé sera ou ne sera pas suivie de la maladie, ce qui fort heureusement est loin d'avoir lieu dans tous les cas.

Causes.

La seule cause efficiente de l'hydrophobie rabique généralement admise aujourd'hui, est l'inoculation d'un virus particulier qui réside dans la salive des animaux enragés ; autrefois on supposait ce virus être le produit de pustules qui se rencontrent, mais plus rarement que les promoteurs de cette idée se sont plu à le rapporter, sous la langue des hydrophobes ; outre que ces pustules ne se remarquent pas constamment, elles sont loin d'être particulières à la rage communiquée. Cette cause est-elle unique ? Nous avons à étudier celles qui peuvent favoriser son développement et à discuter l'opinion de ceux qui croient à l'apparition spontanée de cette maladie. Il faut bien admettre que le virus, de quelque nature qu'il soit, a besoin de circonstance particulière, de tomber en quelque sorte dans une organisation spéciale pour pouvoir se développer, car on a vu, et cela est constaté, des individus fortement mordus par des chiens enragés n'éprouver aucun accident : témoin un appelé Pecheur, tailleur d'habits habitant la commune de Droyes (Haute-Marne), aujourd'hui âgé de soixante-deux ans, qui a été mordu il y a trente ans par un chien dont la rage a été constatée par l'autopsie et par la preuve d'animaux contaminés qui sont devenus malades : ce chien lui a enlevé une large place au bras mordu à nu. Cet homme n'a voulu faire absolument aucun traitement, il n'a jamais ressenti le moindre accident et se porte très-bien.

En juin 1811, apparut dans cette même commune une louve qui a fait d'affreux ravages : elle a mordu quatre personnes, trois hommes et une femme ; deux hommes sont morts, l'un trente-sept jours après la morsure, et l'autre cinquante-deux. Les deux autres n'ont rien éprouvé, point de traitement, sinon quelques neuvaines.

On raconte qu'une jument, entr'autres animaux, allaitant son poulain, fut mordue fortement, mais que la louve n'avait rien fait au poulain; celui-ci mourut de la maladie quinze jours avant que les symptômes se déclarassent sur la mère qu'on fut obligé d'abattre; comme elle appartenait à l'une des quatre personnes mordues, le maître fut tellement peiné de perdre sa pauvre jument qu'il devint enragé: c'est le même qui mourut cinquante-deux jours après la morsure. Une vache, une truie et plusieurs moutons furent aussi victimes. Cette louve, devenue la terreur de la contrée, fut tuée dans une battue ordonnée officiellement; elle s'était réfugiée dans le bois dit l'Eculée de Châtillon. On sut plus tard que cette bête avait été élevée dans un château et que se trouvant en rut, le maître l'avait fait conduire au bois pour la faire couvrir par des loups. On avait eu soin de l'attacher: comment s'était-elle détachée? comment avait-elle contracté la rage? on ne sut pas le dire? Elle fut reconnue au collier qu'elle portait.

Un vieux berger du nom de Lorissol a été mordu par un chien enragé; il s'est contenté d'envelopper sa main avec son mouchoir, et a vécu sans rien ressentir de la maladie jusqu'à l'âge de quatre-vingt-quatre ans (1).

Les personnes mordues par le chien de l'infortuné docteur Vanel n'ont rien éprouvé. Là encore, il faut bien le reconnaître, le mal cache son secret, et si les hypothèses se sont évertuées à parler, la science n'en est pas moins obligée de rester silencieuse, puisque son orgueil,

(1) Nous pourrions citer des exemples plus récents; nous aimons mieux les taire par prudence.

justement froissé, ne peut pas même se cacher derrière une négation.

Tous les animaux mordus par un animal enragé contractent-ils nécessairement la maladie? De nombreux exemples attestent le contraire. J'ai vu un chien à très-long poil et de forte taille qui, au dire de son maître, avait été mordu jusqu'à quatre fois différentes sans contracter la rage : il est mort fort vieux sans donner le moindre signe de la maladie.

Une truie a été mordue en même temps qu'un mouton par un chien abattu comme enragé; le mouton est devenu malade et la truie n'a rien éprouvé. Nous rapporterons d'autres exemples. D'où il est permis de conclure que le virus rabique ne se développe que dans certaines circonstances jusqu'alors inconnues et que, semblable à certaines semences qui ne germent et ne se reproduisent que dans une terre propice, il peut rester enseveli dans l'organisme sans se montrer et même s'y détruire. Pour soutenir la thèse contraire, il faudrait admettre qu'il n'y a pas eu absorption : mais alors pourquoi?

Quelques auteurs assurent qu'il est nécessaire que des filets nerveux aient été atteints par la morsure. M. Brechet a positivement prouvé le contraire en inoculant sous l'épiderme la bave virulente de chevaux, d'ânes et de bœufs enragés; il a ainsi détruit en même temps l'assertion de Capello (Archives générales de médecine, juillet 1834), qui prétendait que la virulence du liquide contagieux se perd à la seconde reproduction. Des vétérinaires instruits ont assuré que la bave des herbivores enragés ne contenait aucune propriété délétère, mais de nombreuses inoculations pratiquées par John Hunter, Zinke, Mayendie et autres, et des milliers d'exemples d'animaux devenus enragés par suite de la morsure d'animaux qui l'étaient déjà, ne permettent pas de penser différemment sur ce point de pathologie.

C'est donc par absorption que se communique le mal et prétendre avec Nugente, Gérard de Lyon, et quelques autres, que la maladie, comparable au tétanos traumatique, serait uniquement l'effet d'une sorte d'irradiation nerveuse produite par l'irritation des blessures, est une hypothèse insoutenable. Il faut bien accepter les faits tels que la nature les présente. Nous voyons arriver le virus dans l'économie par une solution de continuité et il semble que ce soit là sa seule voie d'intromission ; cependant il y en aurait aussi une autre si le poulain, tétant sa mère mordue par la louve dont nous avons parlé, a contracté la rage par la seule absorption du lait maternel. Chaussier assure que diverses personnes ont été prises de la rage pour s'être mouchées avec du linge souillé par la bave d'un animal enragé. D'autres médecins disent que des chevaux, des bœufs et des moutons l'ont contractée en mangeant de la paille sur laquelle avaient couché des cochons enragés ; Schenkius rapporte qu'un homme est mort enragé pour s'être fait au doigt une blessure avec un sabre qui avait servi plusieurs années auparavant à tuer un chien enragé. On rapporte qu'une bergère contracta la maladie rien qu'en coupant avec ses dents le fil qui avait servi à recoudre son tablier déchiré par son chien devenu enragé.

Tous ces faits sont exagérés, pour ne rien dire de plus: du moment que toutes les morsures ne produisent pas la rage, qu'heureusement c'est le petit nombre, il peut être permis de douter que le virus rabique ait une activité d'action et une sorte d'inaltérabilité qui lui sont l'une et l'autre sans doute étrangères. Les auteurs n'ont dû avoir d'autre but en rapportant ces faits que d'engager à prendre les plus grandes précautions quand il s'agit d'une maladie aussi terrible, mais il ne faut pas trop ébranler la sécurité morale qui, du reste, semble être un moyen de résistance des plus salutaires au développement du virus rabique.

Nous allons rapporter des faits qui peuvent démontrer jusqu'à l'évidence que toutes les morsures des animaux enragés ne déterminent pas la rage et aussi que la virulence du virus rabique est quelquefois sans effets fâcheux, ou au moins que la bave des animaux enragés ne communique pas nécessairement la maladie par la seule absorption, par les muqueuses et même par l'épiderme dénudé.

En septembre 1849, une maladie particulière se déclara à Champaubert-aux-Bois, sur les vaches qui avaient fait partie d'un certain troupeau, composé de quarante-cinq bêtes. Une d'abord fut prise, chez une femme qui en possédait trois. La pauvre bête, — laissons parler l'empirique qui lui donnait des soins, — ne voulait ni boire ni manger; « quand j'apportais du breuvage, elle se jetait au mur en beuglant; la langue salie par l'écume sortait de la bouche, bien grande, la gorge paraissait se boucher : j'introduisais alors la main jusqu'au fond pour voir ce qu'il en était, elle était toute grande ouverte ; en tenant la langue d'une main, et poussant jusqu'au fond du gosier avec l'autre main, un litre dans lequel j'avais introduit du vin chaud et même de la soupe claire, je parvenais à le lui faire avaler ; je lavais la bouche avec du vinaigre et réussis ainsi à la rendre propre, mais pour un instant, car le vertige reprenait aussitôt ; la vache est morte le troisième jour. Deux jours après sa mort, sa voisine fut prise de la même maladie ; nous fîmes les mêmes traitements, elle mourut aussi ; elle était plus méchante que l'autre: en se débattant, elle m'envoyait sa bave dans la figure, les yeux et même la bouche, elle m'avait écorché la main droite ; la pauvre mère Aimable, la propriétaire, a été aussi bousculée en m'aidant à la soigner. Dans le même temps, la maladie se déclara aussi chez Desmaret, Varnier, le père François et la Tonton (Beurville). On fit venir un vétérinaire qui déclara que c'était le vertige, on sépara les bêtes malades des autres, on eut beau les saigner, elles sont mortes ; enfin, un petit chien blanc que possédait la mère Beurville devint malade ; il se jeta sur une truie et la mordit, il se prit aussi à mordre un cochon gras ; on se rappela alors que ce petit chien, étant aux champs, avait été mordu par le chien du père François qui gardait la troupe de vaches, il y avait environ quarante jours. Le père François avait fait tuer ce chien, parce qu'il hurlait la nuit extraordinairement, qu'il ne voulait plus ni boire ni manger et qu'il mordait avec fureur les vaches confiées à sa garde. Dès lors, plus de doute, c'était la rage qui faisait périr ces pauvres bêtes. Une vache, chez Vautrin-Varnier, tomba encore malade, elle fut abattue, et l'autopsie démontra tous les signes caractéristiques de cette maladie. Toutes les précautions furent prises, on fit tuer le petit chien de la mère Beurville, il était bien enragé. Sa truie fut aussi abattue ainsi que le cochon gras, mais celui-ci alla au saloir et fut mangé à la longue sans accident. »

Ainsi sur quarante-cinq vaches, sept seulement périrent; cependant il a été constaté que le chien en avait mordu beaucoup. Comme c'était à des enfants qu'était confiée la garde du troupeau, qu'ils étaient nombreux, ils s'amusaient plutôt que de faire attention au chien qui, peut-être, hélas ! prenait si dangereusement part aussi à leur jeu.

Chez Vautrin, sur quatre vaches, trois ont été mordues ; l'une avait l'oreille arrachée, l'autre le museau fortement endommagé, une seule a péri.

Chez Desmarets, une sur trois; chez la mère Siméon, deux sur trois ; chez le père François, une sur cinq ; chez la mère Beurville, une sur une ; chez Richard-Varnier, trois bêtes mordues, point de malades; il en fut de même chez plusieurs autres : on pense que vingt-huit bêtes au moins furent mordues; sept seulement périrent, une sur quatre, en supposant qu'on ait bien constaté toutes les morsures.

A Outines, l'hiver dernier et au printemps, plusieurs vaches ont péri de la rage ; elles avaient été mordues par le chien de garde devenu enragé. Il est à présumer que toutes celles qui ont été mordues n'ont point contracté la maladie : le troupeau était très-nombreux et le chien est resté trois jours au milieu d'elles.

Le père Carlier, l'empirique, est mort très-vieux et n'a jamais ressenti le moindre accident pouvant être rapporté à la maladie rabique.

En 1852, je possédais un magnifique chien de chasse que j'aimais beaucoup ; pendant quelques jours, il devint plus affectueux qu'à l'ordinaire, il sautait dans mes bras, me léchait la figure, donnait à toute la maison des marques de la plus démonstrative tendresse, il mangeait peu, buvait du lait mais avec une avidité inaccoutumée. Un jour que je l'emmenai avec moi, tous les chiens du village se mirent à sa poursuite, il résista, ce qu'il ne faisait presque jamais; en route il se prenait parfois à sauter en l'air, comme pour saisir des objets fantastiques, puis revenait à son maître : je m'aperçus qu'il avait une bave écumeuse plus abondante qu'à l'ordinaire; mon attention s'éveilla, je fis part de mes observations craintives tout en arrivant dans la maison où je me rendais. Le maître de cette maison lui fit donner un morceau de pain qu'il avala, il but du lait abondamment; et, rassurés, nous n'y fîmes plus attention. Pendant ce temps, un idiot, enfant de la maison, nous avait observés, il prend mon chien par le collier et le conduit dans une baraque où étaient couchés deux jeunes chiens encore à la mamelle. La mère était absente, le chien joue avec les petits, les lèche, les flatte, et l'idiot content le ramène. Je fis monter mon chien en voiture à côté de moi : en route, même démonstration de tendresse ; mais tout-à-coup il saute à bas de la voiture, court comme poussé par une idée fixe, s'élance en l'air, attrape les épis de seigle dépassant les autres moissons, les machotte et les couvre d'écume, puis revient derrière la voiture. En arrivant au village, n'osant sans doute passer par la rue ordinaire dans la crainte d'être poursuivi de nouveau par les autres chiens, il me quitte, fait un détour et arrive à la maison en même temps que moi ; en ouvrant les portes, une poule conduisant ses petits se trouve sur son passage, il se jette dessus et l'étrangle; puis, comme s'il avait regret de son acte, va se coucher aux pieds de la maîtresse qui le bat ; il se laisse faire et après sa correction se rend au chenil. La domestique l'enchaîne, il passe la nuit, mais en poussant quelques cris inaccoutumés.

Le lendemain, il ne voulut rien prendre: nous crûmes qu'il boudait. La bonne le flatte et le détache; sitôt libre, il part comme un trait, parcourt une rue du village, va dans une ferme et mord, a-t-on dit , quelques chiens. Je ne l'ai plus revu. Quelque temps après, j'appris qu'il avait été tué comme enragé dans une commune où je n'avais pas l'habitude d'aller.

La rumeur publique s'alarma, on fit tuer tous les chiens soupçonnés d'avoir été mordus. La femme de la maison où je m'étais rendu, mère de l'idiot qui avait fait voir ses petits chiens par le mien, voulut qu'on les supprimât par précaution; ils furent jetés à l'eau. La chienne qui les allaitait, devenue inquiète , chagrine, furieuse, ne mangea plus et, dès le lendemain disparut ; nul doute qu'elle ne fut partie enragée. Le sixième jour de sa disparition au matin, la pauvre bête arrive, maigre, harassée, sale, presque pelée et mourant de faim. Il est une croyance populaire accréditée qui suppose que tous les chiens qui partent enragés reviennent du cinquième au septième jour pour mourir sur les lieux qu'ils ont habités, s'ils n'ont point péri avant ce temps; cette chienne a nécessairement suivi la tradition. Cependant le maître lui donne à manger, elle mange et se repose; le lendemain elle mange et se promène; enfin elle reprend ses occupations de gardienne de vaches et nul accident n'est survenu. Où était-elle allée? on ne l'a jamais su.

Plus d'une année après ce que je viens de raconter, j'appris d'un berger qu'il avait vu mordre mon chien, dans le mois de février précédant les événements, par un chien de passage qui avait aussi mordu le sien, dont il avait eu soin de laver la morsure avec de l'urine. J'avais donc, sans m'en douter, et selon toute apparence, observé un cas de rage communiquée sur mon propre chien; du reste, nul accident. Si je me souviens du peu de précautions que j'ai prises, ainsi que du défaut de prévoyance du père Carlier qui a tant de fois répété le lavage de la bouche des vaches enragées de Champaubert avec sa large écorchure à la main, je suis porté à déclarer qu'il m'est difficile d'admettre l'opinion des auteurs qui supposent que la simple absorption, même par les muqueuses, peut développer la maladie : on ne peut guère la considérer que comme au moins exagérée. Il n'en est pas de même du temps que devra rester dans l'économie, le virus, sans manifester ses effets; si ordinairement il ne met que quelques semaines, quelques mois à se développer, il peut rester plus longtemps sans qu'on puisse soupçonner sa prochaine apparition. Comme M. Féréol vient d'en rapporter un cas, il est vrai que M. le baron Larrey, qui a connu le caractère impressionnable et même excentrique du malade qui a fait le sujet de l'observation, vient de faire élever des doutes dans l'esprit des praticiens touchant le véritable caractère de l'hydrophobie qui a emporté le docteur Durieu, ou avec laquelle il a succombé, mais il n'infirme rien. Et si on ne peut précisément connaître combien de temps le virus peut sommeiller dans l'économie sans se décider à montrer son horrible présence, il est des exemples parfaitement observés qui prouvent qu'il y reste des années, et paraît n'attendre qu'une occasion favorable pour se montrer. Voici un fait assez récent et qui a été constaté par plusieurs membres de notre Société :

Parisse, Victor, dit Bouteille, âgé de trente-huit à quarante ans, célibataire, né à Blaise-sous-Hauteville, domestique aux fermes de Tourniset, vers la fin de février 1872, est tout-à-coup, à la suite d'une grande frayeur, pris d'accidents singuliers. Il était couché dans l'écurie aux chevaux avec un autre domestique nommé Camus, natif de Giffaumont, et reposait tranquillement quand, vers les trois heures du matin, il fut réveillé en sursaut par les aboiements d'un jeune chien couché avec sa mère sous un autre lit placé à l'autre extrémité de l'écurie et dans lequel était aussi couché un jeune domestique de quinze ans qui criait à tue-tête : un chien! un chien! Ce qui avait donné occasion à ce vacarme, le voici : une jument venait de faire son poulain sans qu'on s'y attendit ; comme ces animaux marchent presqu'aussitôt leur naissance, celui-ci avait quitté sa mère et, traversant les autres chevaux qui le repoussaient, était arrivé au lit du jeune homme et se trouvait tombé à côté des chiens qu'il avait effrayés, de là les cris des chiens et du jeune domesque appelant au secours en disant : Un chien enragé s'est introduit dans l'écurie, je le vois là, un gros noir couché avec les autres. Camus répond et dit à son compagnon : Cela ne peut être, j'ai fermé les portes de la cour ; cependant allons voir. La lune éclairait par les ouvertures de l'écurie ; Bouteille répond : Prends mon fusil et tuele, moi je ne me lève pas. Camus arrive au poulain qu'il reconnaît, le ramène à sa mère et se recouche, il trouve son camarade couvert de sueur, agité, ne tenant plus en place. Tout-à-coup il saute à bas du lit et court vers la porte en disant : De l'air, j'étouffe ; le calme se rétablit, il se recouche et dort. Au moment de se lever, il dit à Camus : Je suis malade, dis-le au maître, je vais un peu me reposer. Vers huit heures du matin, il vient rejoindre les autres ouvriers de la maison occupés à rentrer une meule de grain. A dix heures, on apporta un coup à boire afin d'attendre le dîner de midi ; tous burent, mais Bouteille ayant approché le verre de ses lèvres le repoussa aussitôt en crachottant, il continua cependant à travailler. A midi, il essaya de manger, mais il n'avait pas faim, il but néanmoins un peu dans une cruche, il se remit au travail avec les autres, passa ainsi le reste de la journée sans boire ni manger, se coucha le soir comme à l'ordinaire. La nuit fut agitée, il se levait de temps en temps, à peu près tous les trois quarts d'heure, allait à l'air et revenait calme, il se recouchait, dormait un peu, puis tout-à-coup il se réveillait, donnait des signes de dérangement moral, disait des choses extraordinaires, mais restait doux et affectueux avec son compagnon, auquel il finit par dire : Je suis perdu, j'ai été mordu l'an dernier à Tournay à la jambe par un petit cagnat (roquet) de la maison, qui est mort quelque temps après ; j'y ai pensé quand le gamin nous a réveillés. « C'est la peur qui te fait malade, lui dit Camus, tu es fou, dors et n'y pense pas » ; il dormit un peu. Le matin, il essaya de se mettre à l'ouvrage, mais il ne pouvait rester en place. On fit venir un médecin, le D. M., qui l'ayant examiné reconnut les symptômes de la rage au début. Il demanda à la maîtresse de la maison si ce malheureux n'aurait pas été mordu : bien que très discrètement, le malade l'avait entendu ; dès lors, il ne conserva plus de doute, il répétait sans cesse : « je suis perdu. » On lui proposa de se rendre à l'hospice de Vitry, il finit par y consentir après beaucoup d'instances et monta en voiture à côté de Camus. Ils avaient à peine fait quelques centaines de mètres que le malheureux, apercevant une mare d'eau, est pris de vertige et s'élance hors de la voiture, pour courir à travers champs dans la direction de Brusson où il avait un frère. Camus le perd de vue et continue néanmoins sa route vers Brusson afin d'avertir ce frère ; comme il entrait au village, il aperçut son compagnon de voyage au milieu de tas de fumier qu'ils avaient charriés ensemble quelques jours auparavant, il était à genoux et jetait en l'air des poignées de ce fumier ; Camus crut ne pas devoir le déranger, il va au frère de cet infortuné malade et ils reviennent ensemble le trouver ; il était toujours occupé et paraissait se cacher. Ils l'engagent à revenir à Brusson ; il se laisse persuader et les suit ; chemin faisant, il leur répète : «je suis perdu, je vais me noyer, il faut toujours que je meure », et il part dans la direction de la rivière. Il faisait nuit, le bruit s'était répandu qu'un homme enragé parcourait les champs, la rumeur publique s'était effrayée, chacun fermait ses portes, et nul n'eût voulu aider à sa recherche; Camus et le frère parcourent les bords du canal et ceux de la rivière, mais sans résultat. Camus va trouver le maire du village pour l'avertir, celui-ci se relève et à force de recherches on trouva ce malheureux tout près du village, blotti derrière une haie, transi, presque mort de froid, tout mouillé; il s'était jeté à l'eau comme il l'avait dit; combien y était-il resté de temps? Sans doute jusqu'à ce que l'instinct de la conservation, plus fort que sa résolution, l'ait fait se garer d'une mort inévitable et imminente. On l'aida à revenir chez son frère qui le fit changer d'habits, le réchauffa et le fit manger ; il prit un peu de nourriture, but facilement du vin, et se mit à raisonner comme s'il était guéri. « Tu allais, dit-il à Camus, me conduire à l'hôpital, que veux-tu que je fasse là-dedans? il vaut mieux nous en retourner, retournons donc. » Il monta en voiture , fit le voyage tranquillement et paisiblement, raisonnant de tout, sans écart, et sans donner le moindre signe de la maladie. Arrivés à la ferme, tout le monde était couché, il fallut faire relever le maître pour ouvrir et lui rendre compte du voyage. Cependant Camus avait réussi à remettre le cheval à l'écurie et à faire coucher son camarade dans le lit commun. Celui-ci redevenu soupçonneux avait entendu le maître exprimer à Camus son étonnement de ce qu'il n'avait pas laissé son compagnon au moins chez son frère à Brusson; aussi quand il vint se coucher il lui dit: « J'ai entendu le maître, est-ce ainsi qu'il veut nous arranger? Nous le laisserons, j'irai demain retrouver mon frère. » Chose extraordinaire, la nuit se passa assez tranquillement, il dormit. Dès le matin, son frère vint le trouver, lui persuada qu'il serait bien à l'hospice : ils partirent à pied, mais en route les symptômes de la maladie reparurent; ils mirent huit heures pour faire le chemin (10 kil.) et arrivèrent le soir à l'hospice où il fut admis. Il y mourut le second jour de son entrée, donnant tous les signes de la rage déclarée; il y avait quatorze mois et trois jours qu'il avait été mordu à la jambe à travers son pantalon par un tout petit chien de la maison où il servait précédemment comme domestique.

Le virus était-il resté sommeillant dans les tissus jusqu'à ce que l'effroi l'ait fait se développer? Y serait-il resté sans effets en dehors de cette circonstance? Si, comme le rapportent quelques auteurs, la peur, l'effroi, et une grande affectation morale suffisent chez l'homme pour y développer des accès qui simulent et ont été pris pour l'hydrophobie spontanée, on pourrait presque admettre l'affirmatif, mais alors il faut avouer qu'elles ne sont pas seules, car certes on opposera les enfants chez qui il ne peut y avoir d'affectation morale; je ne parle pas des animaux chez lesquels on ignore ce qui se passe. Et puis, pourquoi la rage ne se communique-t-elle pas à tous les individus contaminés? Il ne faut pas se dissimuler néanmoins que quand l'éréthisme nerveux est devenu général et qu'il est porté à un degré surélevé par une imagination troublée, sous la simple influence d'une cause quelconque, on voit survenir de ces accidents terribles et quelquefois mortels, dont l'ensemble a reçu le nom d'hydrophobie spontanée. Les auteurs en rapportent des exemples qui ne laissent aucun doute, (Chomel, Dict. de méd.; Busmont, thèse inaugurale, Paris 1814, nº 17). M. Barthélemi, professeur à l'école d'Alfort, ayant été mordu par un chien malade, se crut enragé; pendant trois jours il ne put rien avaler, la vue de l'eau lui faisait éprouver comme des commotions électriques: il n'en fut rien.

Camus, sorti de chez son maître, après la mort de Bouteille, revint à Giffaumont; il avait perdu le sommeil, l'appétit et la tranquillité morale; une nuit il se releva furieux, passa par la croisée en brisant les vitres, il se croyait poursuivi par son ancien camarade qui voulait le mordre; la persuasion seule le guérit.

Il se présente aussi de ces cas dont les causes sont inappréciables. Un dimanche du mois d'avril 1858, je venais de présider à une élection et nous terminions le procès-verbal, lorsqu'il m'est arrivé un commissionnaire de la part du maire de Sainte-Livière, pour me prier d'aller voir un appelé Fraud-Alips, sur la maladie duquel il était bien aise d'avoir mon avis. J'interrogeai cet homme en présence de tout le bureau, il me rappela brièvement les symptômes observés chez ce malade par un jeune médecin qui l'avait prudemment fait lier sur son lit. Il avait mordu sa femme et M. le curé, il ne pouvait pas boire et entrait en fureur à la vue d'un verre d'eau, sitôt qu'il voyait quelqu'un qui ne lui convenait pas, il se jetait sur lui et cherchait à le mordre, voilà pourquoi on l'avait lié; pour tout le monde il était enragé. A mon arrivée; attendue impatiemment, je vis une grande partie des habitants et comme toujours beaucoup de femmes encombrant les alentours de la maison ; j'eus grande peine à pénétrer à l'intérieur où je vis ce malheureux garrotté sur son lit par des cordes placées aux poignets, sous les aisselles et aux pieds, il était dans un moment d'intermittence, sa figure était pâle, ses lèvres et le poil de son menton étaient couverts de bave sale et rougeâtre ; il répondit à mes questions très-lucidement ; j'examinai la bouche qui ne présentait rien de particulier, sinon que la partie interne des lèvres était légèrement excoriée, je lui donnai un verre d'eau qu'il avala d'un trait ; il se plaignait des cordes qui entraient dans ses chairs et me suppliait de le faire délier ; je lui donnai à boire, il but encore, rassuré peut-être un peu plus que je ne devais me l'avouer à moi-même, je le déliai : sitôt libre, il m'enlace de ses bras, m'attire à lui pour m'embrasser et me tient serré contre sa poitrine quelques secondes de manière à m'étouffer ; je le suppliai, non sans crainte ; il s'apaisa, redevint calme et but de nouveau ; j'ordonnai un grand bain, il se soumit de bonne grâce, y resta une heure ; pendant ce temps, on me raconta que le médecin qui l'avait vu lui avait donné une dose d'émétique qui n'avait produit aucun effet, et que c'était depuis qu'il avait pris cette dose qu'il était devenu furieux par accès, jamais il n'avait été mordu, mais il avait lui-même mordu et cherché à mordre tous ceux qu'il avait pu atteindre, il leur lançait à la face avec force injures une bave écumeuse et sanguinolente, puis il revenait calme et contristé. Le bon curé qui était venu pour le confesser avait d'abord été reçu avec bienveillance, mais tout-à-coup, au milieu de la confession, le malade quitte son lit, se jette sur lui, le terrasse, le mord au pouce et l'aurait étranglé s'il n'avait été secouru. Au sortir du bain, il prit quarante-cinq grammes de sulfate de magnésie en trois fois, il eut d'abondantes selles et se trouva très-bien.

Le maire me fit voir une demande d'admission à l'asile de Châlons qu'il avait rédigée, appuyée d'un certificat ainsi libellé : « Je soussigné, docteur en médecine, certifie que le nommé Fraud est atteint d'une maladie mentale extrêmement dangereuse qui rend sa séquestration indispensable pour la sécurité publique: en foi de quoi, etc. » Je substituai un autre certificat pour le faire admettre à l'hospice de Vitry où il passa trois jours et revint parfaitement guéri. Cet homme, sa femme et le curé qu'il avait mordus vivent encore. Ils n'ont jamais rien éprouvé de semblable. Qu'avait Fraud? Je n'en sais rien: inutile de se livrer à des commentaires à perte de vue. Le jeune praticien s'était-il trompé? Non assurément, il s'était effrayé, voilà tout; ce cas peut donner raison à bien des suppositions que nous laissons au libre arbitre de chaque appréciateur.

La rage est-elle une véritable névrose? Si on consulte l'anatomie pathologique on reconnaît que les sujets qui en ont été victimes ne laissent absolument aucune lésion appréciable, particulière à cette maladie. Chez les personnes mortes d'hydrophobie rabique on ne trouve que des lésions variables et accidentelles, il en est de même chez les animaux. Cependant, d'après la nature des symptômes qui semblent surtout dépendre d'un trouble profond du système nerveux central, nul doute que cette maladie n'offre les caractères d'une véritable névrose, et si on ne voit pas la lésion qui cause tous ces désordres, on la sent pour ainsi dire et la raison indique qu'elle doit être produite par l'introduction dans l'économie d'un principe spécial qui altère probablement d'abord les fluides à la manière de la morve, de la syphelis, etc, pour se porter ensuite sur l'un des systèmes qu'il préfère pour montrer sa présence, que ce principe peut être transporté d'un individu à un autre individu, même d'espèce différente. Son existence ne peut donc être mise en doute. Alors cette maladie ne trouverait-elle pas mieux sa place dans le cadre nosologique des maladies virulentes dont les effets, comme certains poisons, se manifestent plus particulièrement sur les centres nerveux ?

Traitement.

La rage déclarée n'a jusqu'alors donné lieu à aucun cas de guérison; c'est en vain que les journaux à réclames vantent une foule de procédés curatifs, aucun ne réussit; c'est donc à neutraliser son développement qu'on doit s'attacher, et c'est ici surtout que doit être appliqué dans toute sa sévérité le fameux précepte: *Principiis obsta*. Un de nos regrettés présidents, feu le docteur Valentin, a dit: Le développement de la rage est aussi facile à prévenir que celui du charbon. Voyons ce qu'il peut y avoir de rassurant dans l'opinion qu'a émise cet éminent praticien.

Si le charbon est communiqué par une cause externe, c'est-à-dire par l'inoculation sous l'épiderme de la matière charbonneuse et que le lieu d'intromission reste appréciable, il est certain que la cautérisation immédiatement pratiquée peut arrêter son développement dans la grande majorité des cas; mais si le charbon provient de causes internes ou inappréciables et ne se traduit en symptômes sur certaines parties du corps qu'après avoir parcouru l'organisme, la cautérisation, si profonde et si bien faite qu'elle soit, ne réussit pas toujours à conjurer le mal, et la mort est ordinairement le résultat final de cette maladie.

C'est sans doute à la première de ces causes qu'a fait allusion notre estimé collègue ; dans sa longue pratique, il a rencontré de nombreux cas qui ont pu fixer son opinion, et s'il a cautérisé des tumeurs charbonneuses, il a aussi cautérisé des morsures d'animaux enragés, et avec succès ; on peut donc s'en rapporter avec confiance à sa longue expérience et choisir, pour combattre le développement de l'hydrophobie rabique nos armes dans l'arsenal qu'il a indiqué. Tous les praticiens sont unanimes à déclarer que la cautérisation profonde, immédiate, peut empêcher le virus rabique de se communiquer et d'infester l'économie par la morsure d'animaux enragés ; nul jusqu'alors n'a songé à critiquer ce seul moyen d'opérer utilement : c'est donc à la cautérisation au fer rouge de préférence, sans négliger les acides qui peuvent pénétrer plus profondément, qu'il faut avoir recours et ne pas craindre dans ce cas de faire plutôt trop que moins : de nombreux exemples attestent l'efficacité de cette méthode. Qu'on nous permette de rapporter succinctement ceux qui sont à notre connaissance et dont nous avons été témoin.

Un berger du nom de Michel, âgé de vingt-huit ans, a été mordu à la cuisse par un chien enragé; on cautérisa fortement au fer rouge, il n'a jamais ressenti la moindre atteinte de la maladie.

Mélanie Bisteur, âgée de onze ans, a été mordue à l'avant-bras gauche par un chien qui lui a enlevé une large place : immédiatement cautérisée par le berger Michel qui a fait un tas de simagrées cabalistiques, elle n'a jamais rien éprouvé.

Un vieux berger résidant à Ponthon, commune de Nuisement-aux-Bois, a été mordu par un petit chien qu'on a tué sur lui ; ce chien lui avait lacéré la main, une cuisse et la nuque: il est venu de Ponthon se faire cautériser à Giffaumont au moins une heure après l'accident; les morsures étaient saignantes ; j'employai le fer rouge et cautérisai sur la cuisse si fortement que j'enlevai des lambeaux ; il sentait à peine. Il faut dire que cet homme était une espèce d'automate, incapable d'avoir la moindre impression morale : il n'a jamais éprouvé aucun symptôme de la maladie rabique.

Le 27 février 1871, un homme de Chantecoq arrive chez moi vers les cinq heures du soir, et m'annonce qu'un de ses enfants venait d'être à moitié dévoré par une énorme chienne poursuivie par les habitants des communes voisines, comme étant atteinte de la rage. Le pauvre père voyant déjà en perspective son enfant aux prises avec l'affreuse maladie, me demandait s'il n'y aurait pas de moyens pour l'empêcher de souffrir si longtemps aussitôt l'apparition des symptômes.

En arrivant à la maison, je vis ce pauvre petit garçon, bel enfant de cinq ans, entre les bras de sa mère qui lui lavait ses nombreuses morsures avec de l'eau ammoniacale : il avait été tellement déchiré par la bête furieuse que sa figure et une grande partie de son corps étaient couvertes de plaies plus ou moins profondes.

Découragé et supposant que tout traitement serait inutile, je ne savais que faire ; déjà plus de deux heures s'étaient écoulées depuis l'événement, fallait-il de nouveau martyriser ce pauvre petit être? Cependant le devoir est là, la conscience commande? Je fis donc rougir à un grand feu, avec ce que j'avais apporté, tous les morceaux de fer pointus que je pus trouver, et, avec l'aide de son père, nous nous mîmes à brûler toutes les solutions de continuités qui furent aperçues; craignant que le fer n'atteignit pas toute la profondeur des morsures, nous versâmes une à deux gouttes d'acide nitrique concentré dans toutes celles qui parurent en avoir besoin, et après trois quarts d'heure d'atroces tortures, nous couvrîmes de compresses imbibées d'eau phéniquée toutes les parties qui purent être enveloppées, et on mit l'enfant au lit, il dormit. Je le quittai, persuadé que malheureusement j'assisterais au développement d'un cas d'hydrophobie rabique; je le visitai chaque jour ; pas de phénomènes généraux : nettoyage des plaies avec l'eau phéniquée au 1000e, la cicatrisation marche, les chairs des brûlures se détergent ; au bout de huit jours, on le conduit au pèlerinage à Saint-Aubin, le curé lui donne de l'huile d'une certaine lampe pour mettre sur les plaies, mais il recommande en même temps de suivre exactement la prescription du médecin, de sorte qu'il fallut employer et l'huile et l'eau prescrite. Au bout de 20 jours, les plaies étaient cicatrisées. Le vingt-huitième jour après l'accident, on m'envoya chercher en toute hâte. Le petit avait la fièvre, mal à la gorge et délirait; j'arrivai plein d'anxiété, craignant de rencontrer, il faut bien le dire, une maladie qui fait peur à tout le monde; j'examinai la bouche, les deux amygdales étaient un peu tuméfiées, le petit malade qui me redoutait me lançait des regards expressifs, il y avait un peu de fièvre mais pas de délire, il avalait difficilement, mais la déglutition n'était gênée que par l'irritation de l'arrière-gorge, il prit des infusions chaudes du lait, sua abondamment, et, trois jours après, tout était disparu: il avait pris froid et se trouvait atteint d'une légère angine.

Depuis ce temps, il n'a rien éprouvé; aujourd'hui, âgé de neuf ans, c'est un petit espiègle très spirituel.

La chienne qui l'avait mordu était-elle enragée? Abattue par ordre de l'autorité allemande, l'autopsie l'a confirmé. Une chienne qu'elle avait mordue à Chantecoq est devenue enragée; le quarante-deuxième jour après son passage, il fallut la détruire. Le succès peut-il être considéré comme certain aujourd'hui, après plus de trois ans? Il y a tout lieu de l'espérer.

Doit-on l'attribuer aux profondes cautérisations? Je suis obligé de confesser mes doutes et d'en faire part.

Avant mon arrivée à Chantecoq, voici ce qui s'était passé: Un voisin avait dit à la mère de cet enfant, c'est en vain que vous laverez les morsures, il faut les sucer et en extraire le venin ; et alors, ô tendresse maternelle, voilà bien de tes miracles, sans examiner les dangers qu'elle peut courir, ne voyant que le salut de son enfant, elle colle ses lèvres sur les plaies, en aspire le sang à plusieurs reprises et le crache à terre, elle n'en oublie aucune, il y en avait 17.

Cette succion, il est rationnel de le supposer, a nécessairement extrait la plus grande partie du virus rabique.

Ce moyen de traitement est-il applicable et salutaire? Est-il sans danger? Cette femme vient de donner un exemple affirmatif. Le médecin doit-il le prescrire associé à certaines précautions?

Laissons à l'expérience le soin de décider ; en tous cas, la cautérisation immédiate, profonde et sagement précédée de l'enlèvement du virus, paraît le seul remède efficace.

Nous n'avons plus qu'à nous occuper du traitement mis en usage dans la rage déclarée. Un médecin russe, le docteur Bunson, dit avoir obtenu 80 cas de guérison par l'emploi des bains de vapeur à 40 et 50 degrés.

D'autres médecins assurent avoir obtenu de bons résultats des bains froids et des douches.

Le remède populaire employé dans la Drôme, qu'a consenti à prendre l'infortuné Vanel, est ainsi composé :

Racine d'Angélique en poudre	30 grammes.
Id. gentiane en poudre	30
Thériaque fine de Venise	30
Ossa fœtida bien écrasée	15
Huître de mer en poudre	15

Racine d'églantier effilé 40
Scorsonère racine sans ratisser 48
Rue, tiges fraîches, bonne demi poignée.
Sauge autant coupée bien menue.
Sel marin 20
Une tête d'ail écrasée.
Trois têtes de poireaux avec leur barbe.
Deux petits oignons.
Une bonne pincée de pâquerettes.

Il faut faire bouillir le tout dans trois litres de vin rouge, le meilleur qu'on pourra trouver, dans un pot neuf bouché, réduire à moitié, le conserver neuf jours dans des bouteilles bouchées.

Ce remède est de la pieuse Madame Fouquet, de Montpellier.

Quelle panacée ! vous le voyez, MM., même au centre de la 1re Faculté de médecine de France, il existe des faiseurs et des crédules.

On pourrait peut-être aussi avec avantage employer le bromure de potassium dont on a fait le premier usage en Amérique avec un certain succès dans les maladies nerveuses. Le sulfate de quinine dans l'intervalle des accès pourrait être utile.

Enfin, il faut l'avouer, aucun remède absolument efficace ne peut être indiqué, parce qu'il n'y en a pas de connu.

VAUTRIN.

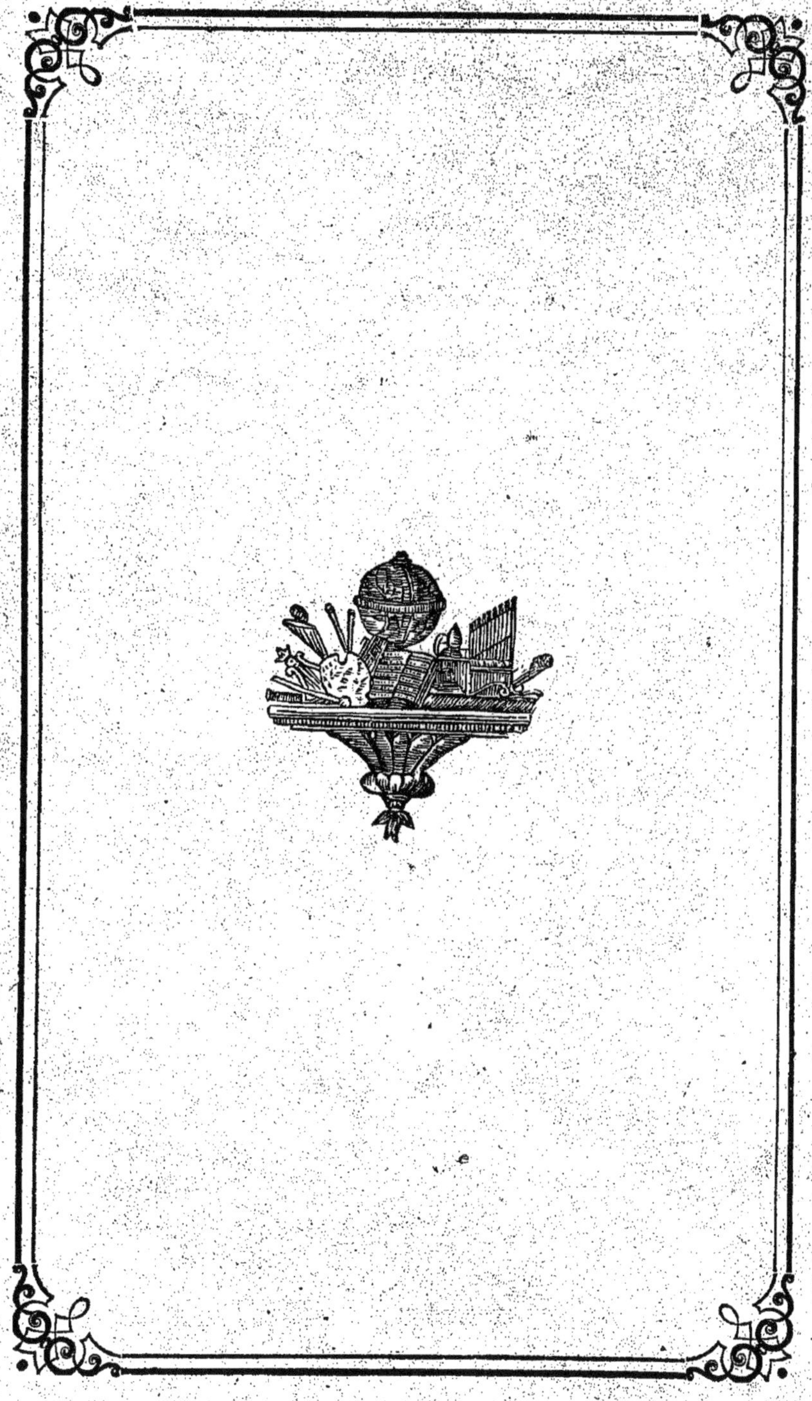

www.ingramcontent.com/pod-product-compliance
Ingram Content Group UK Ltd.
Pitfield, Milton Keynes, MK11 3LW, UK
UKHW022147170726
13837UKWH00004B/1837